AF396555

PETIT GUIDE PRATIQUE

POUR LE TRAITEMENT

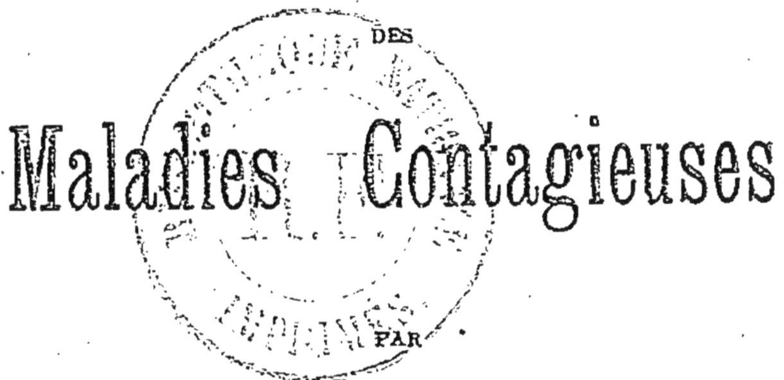

DES

Maladies Contagieuses

PAR

Le Dr A. EMANAUD

Licencié ès-sciences.

50 CENTIMES

VENTE CHEZ L'AUTEUR

142, RUE DE RIVOLI, 142

PETIT GUIDE PRATIQUE
Pour le traitement des
Maladies contagieuses

—

Le grand nombre de guérisons opérées
déjà dans notre cabinet est une preuve
certaine du soin que nous mettons à exa-
miner nos malades et de l'efficacité in-
contestable de notre médication.

Ces quelques conseils sont destinés à
venir en aide à notre traitement et à for-
muler plus nettement certaines prescrip-
tions qu'on ne peut présenter que d'une
façon parfois laconique sur une simple
ordonnance. Nos malades retrouveront
ici des indications que nous leur donnons toujours de vive voix, mais que la
plupart d'entre eux oublient ou dénatu-
rent, ce qui, à la rigueur, ne compromet
pas absolument leur guérison, mais peut
la retarder plus ou moins. Les personnes
étrangères à notre clientèle pourront y
puiser quelques renseignements toujours utiles lorsqu'on a à compter avec les
affections qui y sont indiquées.

Les **Maladies contagieuses** forment aujourd'hui deux classes bien dis-
tinctes :

1º Les maladies vénériennes propre-
ment dites : **Blennorrhagie** et
Chancre simple, avec ou sans complications.

2º **La Syphilis**, ayant pour antécédent le *chancre induré* ou *spécifique.*

Un abîme sépare les deux groupes d'affections.

Le *chancre simple* et la *blennorrhagie* ne sont que des maladies locales, contagieuses, mais non fatales, n'infectant pas l'économie, par conséquent *exemptes d'hérédité.*

L'autre groupe est la redoutable expression d'une maladie générale, forcément contagieuse ; empoisonnant tout l'organisme ; s'attaquant aux sources mêmes de la vie, par conséquent *transmissible par hérédité,* sinon dans toutes ses périodes, du moins dans le plus grand nombre. Incurable le plus souvent, *excepté au moment des accidents précoces,* elle est avec le cancer et les tubeicules l'un des plus grands fléaux de l'humanité.

I

BLENNORRHAGIE

On donne ce nom à une inflammation aiguë qui a pour origine la *contagion,* caractérisée par un écoulement muco-purulent et ayant pour siége *certaines muqueuses,* principalement *la muqueuse urétrale.*

On doit réserver le nom d'*urétrite* aux écoulements *blennorrhoïdes* qui reconnaissent pour causes : les blessures du canal de l'urètre, l'application de substances irritantes, la masturbation outrée, l'abus du coït, l'abus des boissons fermentées, etc., les *flueurs blanches*. — On appelle *blennorrhée* (goutte militaire) toute blennorrhagie passée à l'état chronique.

La blennorrhagie se déclare d'ordinaire dans *les trois premiers jours* qui suivent un coït impur. Des démangeaisons insolites éprouvées au méat urinaire en sont le premier avertissement. Peu à peu le prurit devient plus intense ; le méat urinaire est rouge et ses bords sont tuméfiés ; il donne passage à un suintement muqueux et filant.

Dès lors les phénomènes inflammatoires augmentent rapidement. Le suintement muqueux revêt les caractères du véritable pus ; il laisse sur le linge des taches verdâtres qui forment, en se desséchant, des écailles jaunes parfois striées de sang. Les érections, généralement augmentées par la chaleur du lit, sont très pénibles et suivies le plus souvent d'éjaculations très désagréables; l'émission est douloureuse et quelquefois difficile.—Cette période aiguë peut durer de 25 à 35 jours et acquérir, chez quelques individus impressionnables, une intensité inaccoutumée. Entre le 20° et le 30° jour, d'ordinaire les phénomènes s'amendent et l'écoulement redevient blanc et *filant*, comme au début de l'affection.

Il ne faut pas oublier qu'une contravention au régime *de tempérance* et *de chasteté* imposé par le médecin peut en ce moment raviver la maladie, et *il ne faut pas se faire illusion*, c'est au coït qu'il faut presque toujours rapporter ces recrudescences.

Voici le traitement que nous donnons dans la blennorrhagie, chez l'homme, cette blennorrhagie étant exempte des complications dont nous dirons un mot tout à l'heure.

Au début, l'écoulement date de moins de cinq jours; douleurs en urinant ou pendant les érections.

1° *Solution bromo-chloralée*, n° 1.

2° *Solution alcaline*, n° 1.

Mettre une cuillerée à bouche de chaque solution dans un demi-verre d'eau sucrée — *matin et soir*. — Boire le mélange *une heure* avant de manger ou *deux heures* après.

3° Prendre le matin en se levant et le soir au moment de se coucher *deux cuillerées à bouche de notre sirop dépuratif*.

Ou bien pour les personnes qui ne peuvent faire usage des solutions :

1° *Poudre narcotique*, 1 paquet.

2° *Poudre alcaline*, 1 paquet.

Mettre chaque paquet dans un demi-verre d'eau sucrée — *matin et soir.* — Boire le mélange *une heure* avant de manger ou *deux heures* après.

3° *Sirop dépuratif* comme ci-dessus.

L'écoulement est entre le 5° et le 10° jour; il y a encore un peu de douleur en urinant et pendant les érections :

1° *Capsules de Poisson.*

En prendre de 10 à 15 par jour, en 2 ou 3 fois, *une heure* avant de manger ou *deux heures* après.

Dans certains cas, dont nous sommes seul juge, les capsules Poisson sont remplacées par les *pilules napolitaines Poisson* qui sont administrées aux mêmes doses et aux mêmes moments.

2° *Solution bromo-chloralée*, n° 1.

Deux cuillerées à bouche matin et soir dans un demi-verre d'eau sucrée.

L'écoulement existe depuis plus de dix jours; les douleurs ont disparu ou à peu près.

1° *Capsules Poisson*, de 6 à 10 par jour comme plus haut.

2° *Injection Poisson,*—matin et soir.

En général les injections seront poussées avec douceur. Le malade urinera avant de les prendre. De cette façon l'urine entraînera avec elle la plus grande partie du pus qui souille le canal et la matière blennorrhagique ne sera pas refoulée par l'injection en arrière du point où existe l'inflammation ou vers le col de la vessie. L'injection gardée 1 ou 2 minutes au plus dans le canal, on fera en sorte de rester après 1 ou 2 heures sans uriner.

L'écoulement n'est pas encore terminé, malgré le traitement précédent.

1° *Capsules*. — 10 en moyenne.

2° *Injection végeto-minérale* administrée comme la précédente.

3° *Vin de quinquina iodé*. En boire 2 cuillerées à soupe matin et soir.

L'écoulement persiste encore. — *Blennorrhée ou goutte militaire :*

1° *Pilules égyptiennes*, 2 à 3 tous les jours pendant 5 jours. — Puis repos de deux jours. — Recommencer dans le même ordre.

Ou : Elixir purgatif, — 2 cuillerées à bouche le matin en se levant; — tous les 2 jours.

2° *Injection perchlorure de fer*.

3° *Vin de quinquina*.

4° *Cathétérisme* dans le cas de rétrécissement qui suffit à lui seul pour prolonger la maladie.

Tel est le traitement qui nous fait rarement défaut dans les diverses formes de blennorrhagies. Mais cette maladie peut avoir des complications que nous allons rapidement passer en revue.

COMPLICATIONS DE LA BLENNORRHAGIE

D'abord la muqueuse urétrale peut ne

pas être la seule mise en cause et l'inflammation gagner la muqueuse *glando-préputiale*. C'est la *chaudepisse bâtarde, la blennorrhagie externe* ou *balano-posthite*. — Des soins extrêmes de propreté, des injections entre le gland et le prépuce avec de l'eau (un demi-verre), dans laquelle on met un paquet de poudre opiacée et de poudre alcaline, viennent s'ajouter au traitement précédent. Si le gland ne peut être découvert (*phimosis*), ou si le prépuce ramené en arrière du gland étrangle la verge (*paraphimosis*), le chirurgien doit intervenir.

L'inflammation au lieu de se borner au canal de l'urètre, au gland et au prépuce peut se propager aux *vaisseaux lymphatiques* de la verge (*lymphite*), aux ganglions de l'aine (*adénite inguinale*), à l'épaisseur de la verge (*pénitis*); retentir sur le testicule (*orchite*), sur la vessie (*cystite*), sur les reins (*néphrite*) et la prostate (*prostatite*). Enfin la blennorrhagie est souvent accompagnée de douleurs articulaires (*arthrite*), siégeant de préférence dans l'articulation du genou, et devient le point de départ d'une *ophthalmie* reconnaissant pour cause presque unique *l'auto-contagion*, c'est-à-dire le dépôt sur la muqueuse oculaire de la matière de l'écoulement, par les doigts du malade même.

Ces complications exigent tous les

soins attentifs de l'homme de l'art. L'une des plus communes est l'*Orchite*, chaudepisse tombée dans les bourses, dont nous allons dire quelques mots.

ORCHITE

C'est ordinairement vers la fin de la maladie, alors que l'écoulement semble vouloir disparaître, que cette complication se montre. Elle affecte l'un ou l'autre des testicules, quelquefois tous les deux, plus souvent le droit. Le testicule atteint est pendant un temps plus ou moins long frappé de stérilité.

A la suite d'excès ou de fatigue, douleur dans le testicule, augmentant par la marche, les efforts, la compression; gonflement variable, bourses tendues et luisantes, pollutions nocturnes, douleurs de reins, fièvre plus ou moins vive.

L'Orchite est aiguë, subaiguë ou chronique.

Voici le traitement qui nous réussit le mieux dans chaque cas :

Orchite aiguë : 1° 10 à 15 sangsues sur le trajet du cordon, repos horizontal, bourses relevées, — cataplasmes laudanisés, — soupe et bouillons.

2° La période franchement inflammatoire passée et dans le cas d'orchite *subaiguë*.

a : Pilules *égyptiennes* — 3 tous les soirs pendant cinq jours, puis repos de deux jours. — Ou *élixir purgatif.*

b : Pommade fondante — frictions soir et matin avec gros comme une noisette.

c : Usage d'un suspensoir assez grand et à sous-cuisse, garni d'ouate imbibée de *silicate de soude.*

d : Sirop ioduré ou vin de quinquina iodé. — 2 cuillerées à soupe matin et soir.

Le traitement de l'orchite chronique se confond avec celui de l'orchite subaiguë, la pommade fondante étant seule remplacée par la pommade *iodurée.*

II

CHANCRES NON INFECTANTS

Le chancre mou (*chancre simple, chancre non infectant, chancroïde, chancrelle*) est une petite ulcération à forme généralement arrondie, à bords taillés à pic, mais *non indurés*, à fond inégal, recouvert d'une pulpe grisâtre, provenant de la contagion d'un chancre de *même nature,* et qu'il est important de ne pas confondre avec des excoriations accidentelles ou l'*herpès préputial.*

Nous donnerons tout à l'heure, dans un tableau comparatif, les signes qui différencient cette variété de chancre du chancre induré.

Le chancre mou peut se compliquer de phimosis, de paraphimosis, d'adénite souvent suppurante (*bubons ou poulains*) et de *phagédénisme.*

Ce dernier accident est la plus grande des complications.

On lui reconnaît deux formes *excessivement rares, quoique possibles dans le chancre infectant : la forme serpigineuse* qui s'étend en surface; la forme *térébrante* s'étendant en profondeur.

Voici notre traitement du chancre mou. Nous faisons, selon les cas, usage de trois solutions :

1° *De vin aromatique* ou de

2° *Solution de perchlorure de fer ou de tartrate ferrico-potassique* ou de

3° *Solution chloro-phéniquée.*

On met une cuillère à soupe de l'une de ces solutions dans un demi-verre d'eau.

On baigne la partie malade *matin et soir*, pendant 5 minutes, dans cette préparation et on panse ensuite avec de la charpie trempée dans le vin ou la solution pure.

Nous administrons en même temps la *solution* ou la poudre *alcaline* et le *sirop dépuratif.*

Contre l'adénite, *repos absolu.*

Frictions avec la pommade fondante et cataplasmes. — Ouverture précoce du *bubon* si nous perdons l'espoir d'éviter la suppuration. *Vin de quinquina iodé.* — Solution ferrugineuse administrée à un long intervalle du vin de quinquina.

Généralement le vin de quinquina est administré à la dose de deux cuillerées à bouche 1/2 heure avant le principal repas du matin ; et la solution ferrugineuse (1 cuillerée à bouche pour 1/2 verre d'eau sucrée) le soir 1/2 heure avant le principal repas.

Nous passons ici, à dessein, sous silence les végétations (*crêtes de coq, choux-fleurs, framboises, fils, etc.*) dont l'origine n'est pas toujours vénérienne, et dont la destruction doit toujours être confiée aux soins d'un médecin.

III

CHANCRE INDURÉ ET SYPHILIS OU VÉROLE

Bien moins compliqué en apparence, mais d'une excessive gravité, le chancre induré, se développant longtemps après le coït (*20 jours à 90 jours*), lentement et sans douleur, reposant sur une base résistante, à aspect uni, net, brillant, à bords lisses, luisants, comme vernissés, est la première manifestation de la maladie *constitutionnelle* appelée vulgairement *vérole*.

Voici les caractères distinctifs des deux variétés de chancres dont nous avons parlé :

CHANCRE MOU	CHANCRE INFECTANT
1° Apparaît peu de jours après la contagion.	1° Apparaît en moyenne 25 jours après la contagion.
2° Provient de la contagion d'un chancre mou ou d'un bubon suppuré chancreux.	2° Provient de la contagion d'un chancre induré ou d'une plaque muqueuse sécrétante, ou du sang d'un syphilitique dans la période dite *secondaire*.

3° Est le plus souvent multiple.

4° Peut s'inoculer à l'infini sur le sujet qui le porte.

5° Débute par une simple érosion et quelquefois par un bouton sans liquide.

6° Est souvent compliqué d'un bubon douloureux dans l'aine suppurant souvent.

7° A une tendance à l'ulcération douloureuse.

8° L'ulcération est plus ou moins arrondie, profonde. Son fond est recouvert d'une couche gris-jaunâtre ; ses bords sont nettement découpés perpendiculairement, comme avec un emporte-pièce.

9° Peut s'enflammer, mais sans avoir le caractère de l'induration spécifique.

10° Est transmissible à quelques espèces animales.

3° Est le plus souvent solitaire.

4° N'est pas inoculable sur le sujet qui le porte ni sur un sujet qui a eu la vérole.

5° Débute par un bouton rempli de liquide.

6° Plusieurs ganglions de l'aine sont indurés, non douloureux et sans tendance à la suppuration.

7° Se cicatrise presque toujours sans douleur.

8° L'ulcération ne creuse pas les tissus, elle est superficielle.

9° Est accompagné d'une induration à la base bien moins distincte chez la femme que chez l'homme.

10° Est spécial à l'homme.

Comme on le voit, le chancre infectant est localement une ulcération très-simple et les malades, rassurés par cette fausse apparence, s'endorment souvent dans une trompeuse sécurité.

Mais les accidents constitutionnels ne se font pas attendre. Après une céphalée, ou douleur de tête plus ou moins vive et persistante, après des douleurs rhumatoïdes qui peuvent durer des mois et qui, le plus souvent, donnent à l'organisme un aspect anémié et cachectique, surviennent les *accidents secondaires*. Ce sont :

Des manifestations cutanées ou syphilides, à coloration cuivrée, indolentes, arrondies, symétriques et présentant toutes les variétés des maladies de la peau ;

Des manifestations sur les muqueuses, telles que : *Rougeur de la gorge, plaques muqueuses*, ou saillies molles, arrondies, à couleur un peu foncée *(plaques muqueuses vraies)* et suppurant abondamment, ou quelquefois ressemblant à de simples érosions de la muqueuse *(plaques pseudo-muqueuses)*, ou à l'eschare légère produite par le nitrate d'argent *(plaques muqueuses opalines)*. Ces accidents se rencontrent le plus souvent à la vulve, à l'anus, aux amygdales, à la langue, aux lèvres, à la voûte palatine, à la face interne des joues et entre les orteils. En même temps que ces accidents, dans cette période, surviennent le plus souvent une *alopécie*, ou chute des cheveux et des poils, et l'*onyxis* ou affection portant sur les ongles et leur matrice. Il y a en même temps engorgement des ganglions du cou. Voilà les accidents précoces, réellement curables, auxquels nous avons fait allusion dès les premières pages de ce guide. Ils ont une durée variable suivant l'efficacité du traitement qui leur est opposé ; mais il n'y a pas à cacher qu'ils récidivent facilement, et c'est là un de leurs principaux caractères.

Les accidents tertiaires ne prennent naissance en général que plusieurs années après les précédents et lorsqu'aucune médication n'est venue combattre la maladie constitutionnelle.

Les désordres sont alors d'une excessive gravité. Aucun organe ne peut espérer être épargné. Des troubles de la vision, de l'olfaction et de l'ouïe; des tumeurs dites gommeuses, suppurant sur différentes parties du corps; des altérations profondes des reins, des testicules, de la rate, du pancréas, du péritoine, des muscles et des tendons, des os et de leur périoste, du cerveau et des nerfs, sont le triste apanage de cette période qui terrasse l'organisme le plus vigoureux et conduit à la mort au milieu du marasme et de la décrépitude la plus anticipée. — Heureusement, nous n'avons que fort rarement l'occasion de voir des malades dans cette période. — Voici le traitement que nous avons institué contre le chancre et les accidents secondaires :

TRAITEMENT DU CHANCRE INDURÉ

1° L'ulcération est pansée deux fois par jour, matin et soir, avec la poudre au précipité blanc.

2° En même temps on prend une pilule minérale.

3° Dans le courant de la journée, cinq ou six pastilles au sul de Berthollet.

CONTRE LES ACCIDENTS SECONDAIRES
1° Liqueur de Van Swieten modifiée.

Une cuillerée à bouche matin et soir dans un demi-verre d'eau sucrée.

2° Deux cuillerées à bouche de sirop dépuratif deux fois par jour, une heure avant de manger où deux heures après.

Dans certains cas, ce dernier sirop est remplacé par le vin de quinquina de Poisson et la solution *ferrugineuse*, administrée comme plus haut (page 11); à de longs intervalles du vin de quinquina.

3° Souvent les plaques muqueuses sont cautérisées par le nitrate acide d'hydrargire.

PROPHYLAXIE PRIVÉE

ou moyens que chacun peut employer pour conjurer la contagion.

La vieille chanson dit : « Si tu ne crains pas Dieu, crains au moins la vérole. » La vérité est que si la morale est sans puissance sur le libertinage, la crainte de la syphilis devrait être le commencement de la sagesse. Il n'y a qu'un moyen de ne pas contracter la maladie constitutionnelle, c'est de ne pas s'y exposer, et par là on entend aisément tout ce que je veux dire ; de garanties absolues contre la contagion, il n'y en a pas.

Toutes les fois qu'on se sera laissé aller à des relations suspectes, on se trouvera bien :

1º De rester le moins possible dans le foyer d'infection.

Oportet non morari in coitu. (N. Massal.)

2º D'uriner immédiatement après.

Post coitum si mingas.
Apte servabis urethras. (Ecole de Salerne.)

3º De procéder à un lavage complet des organes avec de l'eau ordinaire à laquelle on ajoutera 2 cuillerées à bouche de notre solution préservatrice. Tant que l'occasion le permettra, on aura avant toute relation procédé à un examen minutieux des parties ; on se sera assuré qu'elles ne sont le siége d'aucune rougeur, d'aucune excoriation ; on les aura avec soin enduites d'un corps gras. Le *condom* ou *capote anglaise* est, quoiqu'on en ait dit, quand il est bien établi, un préservatif à employer. Il protége efficacement le gland et l'urètre, siége les plus fréquents des accidents contagieux.

Nous rappelons à notre clientèle que nous sommes à sa disposition tous les jours, de 9 heures du matin à 11 heures du soir, à notre cabinet, RUE DE RIVOLI, nº 142, à l'entresol, ou à la pharmacie de Rivoli, même maison.

Nous traitons aussi par correspondance.

Paris. — V. Fillon et Cie, 18 et 18 bis, rue des Martyrs

www.ingramcontent.com/pod-product-compliance
Ingram Content Group UK Ltd.
Pitfield, Milton Keynes, MK11 3LW, UK
UKHW021053120726
13693UKWH00006B/2598